LA
TUBERCULOSE ILÉO-CÆCALE
A FORME ULCÉRO-CASÉEUSE
ENTÉRO-PÉRITONÉALE

PAR

Fanny DIKANSKY
DOCTEUR EN MÉDECINE

MONTPELLIER
SOCIÉTÉ ANONYME DE L'IMPRIMERIE GÉNÉRALE DU MIDI

1906

PERSONNEL DE LA FACULTÉ

MM. MAIRET (✻)................ DOYEN
TRUC.................. ASSESSEUR

PROFESSEURS :

Clinique médicale	MM. GRASSET (✻)
Clinique chirurgicale	TEDENAT.
Thérapeutique et Matière médicale	HAMELIN (✻)
Clinique médicale	CARRIEU.
Clinique des maladies mentales et nerveuses	MAIRET (✻).
Physique médicale	IMBERT.
Botanique et Histoire naturelle médicale	GRANEL.
Clinique chirurgicale	FORGUE (✻)
Clinique ophtalmologique	TRUC.
Chimie médicale	VILLE.
Physiologie	HEDON.
Histologie	VIALLETON.
Pathologie interne	DUCAMP.
Anatomie	GILIS.
Opérations et Appareils	ESTOR.
Microbiologie	RODET.
Médecine légale et Toxicologie	SARDA.
Clinique des maladies des enfants	BAUMEL.
Anatomie pathologique	BOSC.
Hygiène	BERTIN-SANS H.
Clinique obstétricale	VALLOIS.

Professeur adjoint : M. RAUZIER.
Doyen honoraire : M. VIALLETON.
Professeurs honoraires : MM. JAUMES, F. BERTIN-SANS (✻). GRYNFELTT.
Secrétaire honoraire : M. GOT

CHARGÉS DE COURS COMPLÉMENTAIRES

Clinique ann. des mal. syphil. et cutanées	MM. VEDEL agrégé.
Clinique annexe des maladies des vieillards	RAUZIER, professeur adjoint.
Pathologie externe	JEANBRAU, agrégé.
Pathologie générale	RAYMOND (✻) agrégé
Clinique gynécologique	DE ROUVILLE, agr. libre.
Accouchements	PUECH, agrégé libre.

AGRÉGÉS EN EXERCICE

MM. GALAVIELLE	MM. JANBRAU.	MM. GAGNIÈRE.
RAYMOND (✻).	POUJOL.	GRYNFELTT Ed.
VIRES.	SOUBEIRAN.	LAPEYRE.
VEDEL.	GUÉRIN.	

M. IZARD, *Secrétaire*.

EXAMINATEURS DE LA THÈSE

MM. ESTOR, Professeur, *Président*.
CARRIEU, Professeur.
MM. LAPEYRE, Agrégé.
SOUBEIRAN, Agrégé.

La Faculté de Médecine de Montpellier déclare que les opinions émises dans les Dissertations qui lui sont présentées doivent être considérées comme propres à leur auteur ; qu'elle n'entend leur donner aucune approbation ni improbation.

A LA MÉMOIRE DE MON PÈRE

A MON FRÈRE ABRAHAM DIKANSKY

En témoignage d'affection et de reconnaissance.

A MES AMIS S. B. ET J. D.

F. DIKANSKY.

A MON PRÉSIDENT DE THÈSE

MONSIEUR LE PROFESSEUR ESTOR

F. DIKANSKY.

INTRODUCTION

La tuberculose iléo-cæcale, bien étudiée ces dernières années, nous a semblé surtout connue dans la forme hypertrophique. La forme ulcéro-caséeuse, plus rare que celle ci, a été aussi moins bien étudiée ; nous n'avons en effet trouvé aucun travail d'ensemble sur cette question ; ce n'est qu'incidemment, au cours d études plus générales ou dans des discussions dans les Sociétés médicales et les Congrès médicaux, que différents cas en ont été signalés. Son anatomie pathologique, sa symptomatologie, ses indications opératoires particulières en font cependant une individualité bien à part. Aussi avons-nous pensé intéressant et utile, sur les conseils de M. le professeur Estor, à propos d'un cas observé dans son service, de faire à ce sujet notre thèse inaugurale.

Avant d'entreprendre notre sujet, au moment de quitter la Faculté de médecine de Montpellier, c'est pour nous un devoir agréable de remercier les maîtres qui, dans cette vieille Ecole, dont nous garderons le meilleur souvenir, nous ont donné leur enseignement et témoigné leur bienveillance.

M. le professeur Estor, qui nous fait aujourd'hui l'honneur de présider notre thèse, fut toujours pour nous un maître attentif; c'est à son école que nous fûmes initiée à la pratique journalière, parfois si difficile, de la chirurgie ; nous n'oublierons pas ses leçons et l'assurons de notre reconnaissance.

M. le professeur Carrieu a également droit à notre gratitude pour sa bienveillance à notre égard ; l'enseignement si pratique que nous reçûmes de lui pendant nos années d'études, sera notre guide le plus sûr dans l'exercice de notre profession.

Nous eûmes plaisir, au cours de nos stages hospitaliers, à écouter l'enseignement clinique si expressif et si instructif de M. le professeur Tédenat; nous lui devons une observation intéressante de notre thèse; nous le remercions sincèrement.

MM. les professeurs agrégés Lapeyre et Soubeyran ont bien voulu accepter de faire partie de notre jury; nous les en remercions.

Nous remercions aussi M. le professeur agrégé Guérin, à qui nous devons nos meilleures connaissances dans l'art difficile des accouchements.

Nous tenons aussi à témoigner notre sympathie et à adresser nos remerciements à M. le docteur Waton, pour le plaisir que nous avons eu à suivre ses consultations de l'Hôpital Général.

M. le docteur Bousquet, chef de clinique médicale des enfants, que nous connûmes toujours bon et dévoué, a droit aussi à nos remerciements pour ses conseils si utiles.

M. Rives, interne des Hôpitaux, se montra toujours très obligeant et serviable pour nous ; nous sommes heureuse de l'en remercier ici.

Enfin que nos amis et camarades soient assurés que nous n'oublierons pas les années passées ensemble dans la France hospitalière.

LA

TUBERCULOSE ILÉO-CÆCALE

A FORME ULCÉRO-CASÉEUSE ENTÉRO-PÉRITONÉALE

CHAPITRE PREMIER

HISTORIQUE — GÉNÉRALITÉS

La tuberculose iléo-cæcale, bien qu'elle ait été surtout étudiée ces dix dernières années, était connue depuis déjà fort longtemps. C'est l'ancienne typhlite tuberculeuse dont l'existence était soupçonnée par Valy (1844), Bodard (1844), qui a été vue par Blatin, Paulier, Damaschino, Leudet (1874). Duguet en 1869, à la Société de Chirurgie, en décrivait les lésions anatomo-pathologiques; Lasègue en 1884 enseignait que « toute pérityphlite qui évolue à froid doit éveiller l'idée de tuberculose ».

En 1892 Péan fait la première résection partielle du cæcum, et quoiqu'il ne parle pas de tuberculose, il semble bien, à une lecture attentive de son observation, qu'il s'agissait de fistule cæcale tuberculeuse.

Depuis de nombreux auteurs ont repris cette question ; elle a fait l'objet de thèses, de communications et de discussions dans les Sociétés médicales et les Congrès médicaux.

Il nous a paru intéressant cependant et utile de revenir sur ce sujet à propos d'une des formes particulières que peut revêtir la tuberculose iléo-cæcale, nous voulons parler de la forme ulcéro-caséeuse entéro-péritonéale. Nous allons préciser ce que nous entendons par cette dénomination.

Les auteurs qui ont étudié la tuberculose iléo-cæcale lui ont reconnu plusieurs formes. Nous allons indiquer quelques-unes des divisions généralement admises.

Bérard et Patel (*Les formes chirurgicales de la tuberculose intestinale*) distinguent trois formes :

1° *Forme cicatricielle et ulcéro-cicatricielle ;*
2° *Forme hypertrophique ;*
3° *Forme ulcéro-caséeuse entéro-péritonéale.*

Alglave (*Traitement chirurgical de la tuberculose iléo-cæcale*. Thèse de Paris, 1904) indique :

1° *Forme fibro-adipeuse hypertrophique avec ou sans sténose ;*
2° *Forme fibreuse et sténosante d'emblée ;*
3° *Forme ulcéro-caséeuse perforante et destructive ;*
4° *Forme ulcéreuse simple perforante ou cicatricielle.*

Chaput, résumant les différentes observations présentées à la Société de Chirurgie en 1905 sur la tuberculose iléo-cæcale, trouve qu'on a parlé de formes :

1° *Ulcéreuses ;*
2° *Entéro-péritonéales ;*
3° *Hypertrophiques ;*
4° *Atrophiques et sténosantes ;*
5° *Ganglionnaires ;*
6° *Valvulaires ;*

7° *Appendiculaires ;*

8° *Fistuleuses pyo-stercorale ou stercorale.*

C'est là une division qui peut être simplifiée, nous semble-t-il, et avec Demoulin *Rapport sur la tuberculose iléo-cæcale au Congrès de la tuberculose.* Paris, 1905) nous ramenons à deux les formes chirurgicales de la tuberculose iléo-cæcale.

1° *Forme hypertrophique fibro-adipeuse ;*

2° *Forme ulcéro-caséeuse entéro-péritonéale.*

Nous basons cette division sur l'évolution que peut prendre tout processus tuberculeux, soit vers la forme fibreuse, soit vers la forme caséeuse. Chacune de ces deux formes peut présenter, en même temps que des lésions de l'iléon et du cæcum, des lésions de l'appendice et des ganglions, surtout la forme ulcéro caséeuse, dans laquelle encore la réaction péritonéale locale fait rarement défaut, de même que les fistules stercorales ou pyo-stercorales En chirurgie, d'ailleurs, on entend par segment iléo-cæcal la partie inférieure de l'iléon, le cæcum, l'appendice et le péritoine adjacent.

Chacune de ces deux formes, différente par son anatomie pathologique, est encore nettement individualisée par sa symptomatologie, son évolution, ses indications thérapeutiques particulières.

Voilà pourquoi, nous semble-t-il, on peut ramener à deux formes seulement, mais à deux formes bien distinctes, la tuberculose du segment iléo-cæcal.

C'est la forme ulcéro-caséeuse entéro-péritonéale qui fera l'objet de notre travail. Elle est moins connue que la forme hypertrophique ; nous ne l avons pas trouvée généralement traitée dans les classiques ; les auteurs qui s'en sont occupés l'ont fait incidemment au cours d'études plus générales. Nous avons cru utile et intéressant d'indiquer et de condenser en quelques pages ce que l'on connaît de cette question.

Nous ne prétendons pas traiter à fond le sujet, mais simplement signaler les points principaux et surtout caractéristiques concernant l'étiologie, l'anatomie pathologique, la symptomatologie, le diagnostic différentiel et la thérapeutique.

CHAPITRE II

ÉTIOLOGIE. — PATHOGÉNIE

La tuberculose iléo-cæcale ulcéro-caséeuse se rencontre également chez l'homme et chez la femme, dans l'âge moyen de la vie, entre 20 et 40 ans. On l'a signalée cependant assez souvent chez les enfants.

Elle peut être primitive ou coexister avec des manifestations tuberculeuses en d'autres parties de l'organisme ; c'est même là le cas le plus fréquent ; on la trouve généralement, en effet, chez des tuberculeux pulmonaires à lésions plus ou moins avancées ; elle semble même chronologiquement postérieure à la localisation pulmonaire ; la fameuse *loi de Louis* se trouverait donc confirmée dans ce cas particulier. C'est là un point sur lequel les auteurs s'accordent à peu près tous et qui la distingue bien de la tuberculose iléo cæcale hypertrophique qui, au contraire, est plus fréquemment primitive et existe chez un individu comme seule localisation de la tuberculose.

En certains cas, la forme ulcéro-caséeuse est un aboutissant de la forme hypertrophique par ulcération secondaire du tuberculome ; mais ces cas sont assez rares.

L'infection du segment iléo-cæcal se fait par voie sanguine ou par voie muqueuse.

L'infection par voie sanguine, prépondérante peut-être,

— c'est un point discuté, — dans la tuberculose intestinale généralisée, semble, au contraire, dans les formes chirurgicales, localisées, le mode le moins fréquent.

Parmi les différents segments de l'intestin atteints par la tuberculose, le segment iléo-cæcal est celui que l'on voit le plus fréquemment malade. Cela s'explique par les conditions locales particulières rencontrées là : rétrécissement naturel par la valvule de Bauhin, cul-de-sac du cæcum, tout autant de conditions qui, en favorisant la stagnation des matières fécales irritant les parois, constituent un point d'appel, un *locus minoris resistentiæ*, où les germes infectieux viendront cultiver plus facilement.

Le terrain est encore préparé par les altérations de la muqueuse, altérations mécaniques ou infectieuses. Le rôle joué par les effractions mécaniques a été démontré expérimentalement par Baumgarten et Orth (*Virchows Archiv* 1879), qui faisaient ingérer à des animaux, en même temps que des aliments tuberculisés, des corps pointus. Quant au rôle joué par les altérations infectieuses de la muqueuse, il est aussi suffisamment démontré par les tuberculoses iléo-cæcales post typhiques, post-dysentériques, post-entéritiques chroniques ; « les diarrhées négligées, dit Fonssagrives, ne sont pas moins à redouter que les rhumes négligés et pour la même raison ».

Les lésions envahissent-elles en même temps toutes les parties du segment iléo-cæcal, ou bien débutent-elles dans une de ces parties pour de là se propager dans les autres, et quelle est dans ce cas la partie primitivement atteinte? C'est là une question assez difficile à résoudre.

Pilliet, se basant sur des examens anatomo-pathologiques, avait énoncé une loi suivant laquelle les lésions auraient « une marche descendante progressive ».

Dans les interventions chirurgicales et dans les autopsies

on a généralement trouvé des lésions diffuses : en quelques cas pourtant on a constaté des lésions siègeant uniquement sur la valvule; en d'autres cas, l'iléon seul était atteint, la valvule semblant servir de point d'arrêt ; enfin le cæcum ou l'appendice, seuls malades, ont été aussi rencontrés.

Les auteurs semblent généralement s'accorder pour admettre que l'iléon serait le premier atteint, le cæcum n'étant envahi qu'ensuite.

Pourtant un point encore discuté et qui n'est pas près d'être résolu est la question des relations entre les lésions de l'appendice et celles de l'intestin. Dans les tuberculoses iléo-cæcales l'appendice a été trouvé tantôt tuberculeux, tantôt sain, tantôt simplement épaissi sans lésions tuberculeuses appréciables macroscopiquement ou microscopiquement. Pour Demoulin, « l'impression est que dans la majorité des cas il n'est pas primitivement en cause. Ses lésions sont secondaires à celles du cæcum ». Pour Bérard et Patel, au contraire, le début par l'appendice serait le plus fréquent. Pour Roux, le mode de début n'est pas toujours le même ; il se fait soit par l'appendice, soit par la valvule, soit par l'iléon, soit par le cæcum. Depage-Pinchaut dit que les tuberculoses iléo-cæcales sont plus ou moins indépendantes de l'appendice ; il cite une statistique de 40 °/₀ typhlites sans appendicites et 83 °/₀ appendicites sans typhlites. On cite encore trois appendicites tuberculeuses primitives opérées sans que l'on ait observé au cours de l'opération de lésions cæcales (Bouglé, Barette, Aynès). Chaput opère deux appendicites simples, qu'on n'examine pas microscopiquement au point de vue tuberculeux, et à la suite, quelques années plus tard, il observe chez les mêmes malades des fistules pyo-stercorales et enlève le cæcum tuberculeux.

Nous nous contenterons de citer ces diverses opinions sans indiquer de solution à la question.

CHAPITRE III

ANATOMIE PATHOLOGIQUE

La tuberculose iléo-cæcale ulcéro-caséeuse se présente sous forme d'une tumeur de caractères imprécis et de consistance inégale, de volume variable pouvant atteindre la grosseur de la tête d'un enfant, et occupant le plus souvent la fosse iliaque droite ; elle est plus haut ou plus bas située, suivant la position du segment iléo-cæcal Cette tumeur adhère plus ou moins à la paroi ; généralement elle est plutôt adhérente

Lorsqu'on ouvre le ventre pour une intervention chirurgicale, on tombe sur une masse dans laquelle il est difficile de reconnaître, à première vue, chaque partie. C'est un megma inextricable d'anses rouges, épaisses, quelquefois avec des végétations, le plus souvent avec des ulcérations ; en certains points, de petites masses secondaires adhérentes sont des ganglions ramollis, caséeux ; en d'autres points, on voit des collections purulentes, véritables abcès froids.

En somme, l'intestin est pris en même temps que l'appendice, le péritoine et les ganglions avoisinants ; c'est bien là une forme entéro-péritonéale.

A l'autopsie, si on ouvre l'iléon et le cæcum, on trouve sur la muqueuse des ulcérations abondantes surtout au niveau des follicules clos et des plaques de Peyer. La valvule de Bauhin est, ou détruite complètement, ou déchiquetée, ou bien rigide, rétrécie, présentant une réaction cicatricielle.

Les ulcérations tuberculeuses sont plus ou moins profondes et intéressent à des degrés divers la paroi de l'intestin ; elles peuvent arriver jusqu'à la perforer ; c'est même le fait capital dans cette forme, car le processus de destruction l'emporte rapidement sur la réaction de défense. Cette perforation peut entraîner une péritonite généralisée, mais le fait est rare ; nous en rapportons un cas dans une de nos observations (Obs II.) Le plus souvent, grâce aux adhérences qui se sont faites, il y a seulement péritonite localisée. En certains cas, la perforation peut encore s'ouvrir dans une anse voisine de l'intestin grêle, du côlon ascendant ou du côlon transverse, constituant ainsi une sorte d'entéro-anastomose spontanée. Enfin la perforation par un trajet fistuleux peut encore se faire jour jusqu'à la peau, où elle s'ouvre dans les régions les plus diverses ; ces orifices de fistules se trouvent d'ordinaire dans la fosse iliaque droite ; on les a rencontrés aussi autour de l'ombilic, à l'aine, plus rarement dans la région lombaire (Cathelin, Gayet) ou vaginale (Obraztov, Pollosson). Les bords des orifices de ces fistules sont irréguliers, décollés, et laissent couler du pus ou du pus fécaloïde, ou des matières fécales pures.

A côté des lésions ulcéreuses qui dominent en général toujours, il peut arriver que l'on trouve des lésions scléreuses de cicatrice.

On a fait des examens microscopiques portant sur les différentes parties du segment iléo-cæcal intéressées par le processus tuberculeux, ganglions, iléon, cæcum, appendice.

Ganglions. — Ils présentent les lésions typiques des ganglions tuberculeux ; zones de caséification, irrégulière limitées à leur périphérie par une ligne ondulée formée par une accumulation de petites cellules lymphoïdes et parmi celles-ci des cellules géantes en nombre plus ou moins considérable.

Iléon — Cæcum — Appendice. — Les ulcérations s'étendent plus ou moins en profondeur, envahissant la muqueuse, la sous-muqueuse, la musculeuse et même la séreuse, puisqu'en certains cas nous avons vu qu'elles allaient jusqu'à la perforation. Au premier degré de la lésion, on trouve de petits foyers de 2 à 3 millimètres de diamètre contenant des débris pulpeux et caséeux occupant le derme de la muqueuse; celle-ci est érodée à ce niveau, la couche glandulaire est détruite et aussi la musculaire muqueuse. Autour de l'amas caséeux, on trouve des petites cellules rondes lymphoïdes en bordure et dans cette bordure des cellules géantes. A un degré plus avancé, le follicule tuberculeux siège plus profondément dans la musculeuse, la détruisant.

On a fait aussi des examens microscopiques au point de vue bactériologique et on a trouvé, soit dans le pus s'écoulant par les fistules, soit dans les coupes faites sur les organes atteints, le bacille tuberculeux.

En certains cas (Tuffier, Quénu, Walter), où cliniquement et à l'examen macroscopique des lésions, on avait porté le diagnostic de tuberculose, ni l'examen bactériologique, ni l'examen anatomo-pathologique microscopique ne vinrent le confirmer ; il fut impossible de trouver la moindre lésion tuberculeuse. A propos de ces cas, peut se poser la question des *tuberculoses inflammatoires* de Poncet, question que nous ne faisons qu'indiquer sans essayer ici de la discuter.

CHAPITRE IV

ETUDE CLINIQUE

Dans l'évolution clinique de la tuberculose iléo-cæcale ulcéro-caséeuse, on peut distinguer une période de début et une période d'état.

PÉRIODE DE DÉBUT. - Le début est généralement insidieux. Ce sont d'abord les symptômes fonctionnels habituels d'une entérite banale qui attirent l'attention du malade et du médecin, et surtout la persistance de ces symptômes : diarrhée rebelle à tous traitements, avec quelques crises douloureuses, irrégulières, survenant pendant la période digestive, mais sans grande intensité. Parfois quelques stries de sang sur les matières rendues. En même temps quelques troubles digestifs : lenteur de la digestion, crampes épigastriques, parfois vomissements. Jamais on n'observe de phénomènes de sténose, du moins très marqués.

Localement rien ou à peu près rien. Si le malade a attiré l'attention du côté de la fosse iliaque droite à cause de quelques douleurs siégeant plus particulièrement en ce point, et si on examine attentivement, on peut sentir une légère tuméfaction profonde, diffuse, mal précisée ; en somme rien qui permette de porter un diagnostic exact.

Si l'on est prévenu, on recherche les antécédents héréditaires et personnels du malade et on peut avoir quelques soupçons, mais c'est tout.

C'est là le début de toutes les formes de tuberculose iléo-cæcale. Mais tandis que dans la forme hypertrophique cette période peut durer très longtemps, des mois ou des années, la situation va s'aggraver plus rapidement dans la forme ulcéro-caséeuse.

Période d'etat. — L'état général, qui n'est déjà pas très florissant, va s'affaiblir de plus en plus; le malade est en effet un tuberculeux général; les signes pulmonaires deviennent de plus en plus marqués et on observe le soir quelques frissons et des élévations de température.

Le malade présente alors à la fois des signes fonctionnels et des signes physiques locaux.

Les *signes fonctionnels* qui existaient déjà à la période d'état persistent et vont en s'accentuant. Les vomissements, la diarrhée, sont plus fréquents. Les crises douloureuses reviennent aussi plus souvent et sont de plus en plus intenses, en même temps que le siège de la douleur se précise et se limite à la fosse iliaque droite. L'état de déchéance de l'organisme progresse.

Mais ce sont surtout *les signes locaux* qui prédominent à cette période et qui permettront de porter le diagnostic, qui cependant sera encore assez souvent difficile à préciser.

A l'inspection du ventre on ne voit rien, ou si la tumeur est assez volumineuse une légère tuméfaction au niveau de la fosse iliaque droite; on peut aussi trouver, dans les cas avancés, des fistules laissant couler du pus, du pus fécaloïde ou même des matières fécales.

A la palpation, on sent dans la fosse iliaque droite un empâtement diffus pouvant aller de l'arcade crurale à la ligne médiane, remonter assez haut dans l'hypocondre droit et même plonger dans l'excavation ; en certains cas on peut atteindre la tuméfaction par le toucher vaginal ou rectal. La tumeur est mal mobile, semblant parfois faire partie du corps du bassin, de consistance inégale, présentant des parties dures à côté de points ramollis, quasi fluctuants; par endroits, on a même la sensation de fluctuation vraie. La forme générale de la tumeur ne rappelle la forme d'aucun organe.

A la percussion, on a de la matité au niveau de la tumeur.

La paroi, d'abord mobile au-dessus de la tumeur, finit par lui adhérer; alors, si l'on n'intervient pas, la peau rougit, s'amincit, le pus qui s'est collecté au-dessous en une sorte d'abcès froid s'ouvre à l'extérieur par un ou plusieurs orifices. Ce pus, d'abord séreux, mal lié, ne tarde pas à se mélanger de matières fécales, par suite d'une perforation de l'intestin, et l'on a ainsi constituées ces fistules longues, sinueuses, irrégulières et fongueuses qui sont une des caractéristiques de la tuberculose iléo-cæcale ulcéro-caséeuse à une période déjà avancée.

Il peut arriver que le pus, au lieu de se livrer passage vers la peau, fuse vers l'intestin seulement ; on note alors des débâcles purulentes coïncidant avec un affaissement de la tumeur et une diminution des phénomènes fonctionnels. L'ouverture dans l'intestin terminal paraît même provoquer une amélioration prolongée.

Complications. — Les complications de la tuberculose iléo-cæcale ulcéro-caséeuse sont d'ordre local et assez rares. La seule complication observée quelquefois est la péritonite aiguë par perforation de l'intestin dans le péritoine libre : nous en rapportons un cas. (**Obs. II.**)

Dans la forme localisée de la tuberculose de l'intestin grêle ou même dans la forme hypertrophique de la tuberculose iléo-cæcale, on observe encore assez souvent l'occlusion aiguë produite par des adhérences, des brides, une invagination ou par le tissu cicatriciel sténosant. Ici ce cas ne peut guère se produire par suite du processus plutôt destructif que cicatrisant.

La perforation, au contraire, se produit rapidement. La péritonite aiguë par perforation reste cependant une rareté. Nous avons vu, en effet, que le péritoine réagit presque toujours en même temps que l'intestin et forme des adhérences, ce qui rend la péritonite généralisée difficile. Quant à la péritonite localisée nous ne pouvons la considérer comme une complication ; elle existe à peu près constamment dans la forme que nous étudions, et c'est d'ailleurs pour cela que nous l'avons appelée *forme ulcéro-caséeuse entéro-péritonéale.*

Terminaison. — Pronostic. — La tuberculose iléo-cæcale ulcéro caséeuse abandonnée à elle-même a une terminaison fatale à brève échéance. Dans des cas excessivement rares, quand l'organisme est exceptionnellement résistant, et les lésions pulmonaires peu avancées, on a pu voir une diminution des phénomènes généraux, sclérose des masses caséifiées et diminution de l'écoulement par les fistules. Plus fréquemment il y a aggravation progressive, affaiblissement de tout l'organisme par la tuberculose et les suppurations secondaires ; la température vespérale s'élève ; une cachexie rapide emporte le malade en quelques semaines.

Le *pronostic* est donc très sombre, bien plus sombre que dans la tuberculose à forme hypertrophique. Nous verrons, après l'étude du traitement, dans quelle mesure l'intervention chirurgicale peut le modifier.

CHAPITRE V

DIAGNOSTIC

Le diagnostic de la tuberculose iléo-cæcale à forme ulcéro-caséeuse ne sera pas toujours aisé à porter, quoique Bérard et Patel le disent relativement facile. La symptomatologie est très souvent complexe et moins nette que ce que pourrait le laisser croire la lecture du chapitre précédent. Souvent le diagnostic a été porté après laparotomie, alors qu'on pensait intervenir pour une autre lésion; les cliniciens les plus sûrs n'ont pas échappé à ces sortes d'erreurs. Quelquefois l'examen microscopique lui-même n'a pu permettre de porter un diagnostic précis et, à propos de ces cas, nous avons soulevé dans le chapitre d'Anatomie pathologique la question des *tuberculoses inflammatoires* de Poncet.

Si la tumeur bombe dans le bassin, on devra penser à la péritonite enkystée, aux annexites banales ou tuberculeuses : on les éliminera si on constate l'existence de phénomènes entériques et d'autres tuberculoses.

S'il y a fistule, l'origine de ces fistules ne sera pas toujours facile à découvrir; il faudra éliminer les fistules venant d'une ostéite du bassin ou d'un mal de Pott lombaire.

Il faudra aussi songer à l'actinomycose iléo-cæcale, dont on a rapporté des cas, et faire l'examen microscopique quand cela sera possible.

Avec le cancer ou la forme hypertrophique, on fera le diagnostic différentiel par les caractères de la tumeur et la constatation d'une tuberculose pulmonaire.

Mais le diagnostic sera surtout difficile à faire avec l'appendicite. C'est avec l'appendicite, en effet, que la tuberculose iléo-cæcale a été le plus souvent confondue. Presque tous les chirurgiens ont commis cette erreur, ce qui montre bien la difficulté. Routier, dans 4 cas, intervient pour appendicite et trouve une tuberculose du cæcum ; mais il avait observé que ces appendicites n'avaient pas l'allure aiguë très accentuée et l'évolution rapidement infectieuse des appendicites banales. C'est en effet par ces signes d'allure atypique et de résolution lente qu'on pourra différencier la tuberculose iléo-cæcale ulcéro-caséeuse. Dans les cas d'appendicite chronique avec péri-appendicite lente à disparaître, le diagnostic sera à peu près impossible. On cherchera attentivement alors les antécédents héréditaires et personnels, la coexistence d'autres tuberculoses, tuberculose pulmonaire surtout, et de phénomènes entériques.

CHAPITRE VI

TRAITEMENT

Le traitement de la tuberculose iléo cæcale ulcéro-caséeuse, forme chirurgicale, devra logiquement être surtout chirurgical.

Le *traitement médical* ne sera pas complètement rejeté; mais il ne pourra avoir d'action que sur l'état général affaibli ; il ne guérira pas les lésions iléo-cæcales. Le traitement médical sera à la fois général et local. Général, ce sera le traitement classique de la tuberculose, sur lequel nous n'insisterons pas ; son application sera ici rendue assez difficile du fait même de la localisation intestinale ; localement, on fera donc tout le possible pour atténuer les symptômes d'entérite. Le traitement médical sera encore de mise après une intervention chirurgicale quand le cours des matières sera rétabli et l'absorption redevenue normale.

Le traitement chirurgical, dès le diagnostic posé, — de là l'utilité d'un diagnostic précoce,— devra être le seul proposé au malade si l'on veut obtenir le maximum de chances de guérison ou d'amélioration.

Il n'y a pas d'indications opératoires particulières à rechercher : le diagnostic suffit ; sauf *contre-indications*, on doit toujours intervenir. Celles-ci, d'ailleurs, sont peu nombreuses : un état de déchéance trop avancé de l'organisme fera rejeter l'opération; de même une albuminurie abondante qui, d'ailleurs, chez les tuberculeux, ne fait que traduire cette déchéance déjà profonde de l'organisme; de même encore des lésions tuberculeuses multiples, une tuberculose pulmonaire avancée. Cette dernière n'est pas cependant une contre-indication opératoire absolue : « Je ne pense pas, dit Tuffier, que pareille crainte doive nous arrêter. Je prétends que sauf, bien entendu, les cas de tuberculose pulmonaire désespérés, toutes les indications sont du côté de la sténose intestinale, en raison même de l'influence qu'elle exerce sur l'état général, et par là sur l'état du poumon, que les poussées aiguës post-opératoires du côté du poumon sont d'ailleurs moins fréquentes qu'on ne le pense, qu'en tous cas il est possible de les enrayer et le plus souvent de les prévenir. » Au cours même de l'opération il pourra arriver que des indications ou contre-indications nouvelles se posent : l'anesthésie difficile, l'état général mauvais du malade, l'étendue des lésions, feront que souvent on se bornera à une opération palliative rapide et moins grave, au lieu de faire une opération curative plus longue et plus fatigante. Les *méthodes chirurgicales* employées contre la tuberculose iléo-cæcale ulcéro-caséeuse sont, en effet, de deux ordres : ou *curatives*, ou *palliatives*.

La seule *méthode curative* est la *résection iléo-cæcale*. Dans la forme hypertrophique, où elle est facilement applicable, elle donne des résultats très satisfaisants. Il n'en est malheureusement pas de même dans la forme ulcéro-caséeuse ; en effet, sauf en quelques cas rares, il sera très difficile de se reconnaître dans le magma inextricable formé par la tumeur; les adhérences intimes, les foyers caséeux, les fistules, les tissus très friables, obligent à se livrer, si l'on veut tout enlever, à une véritable dissection de la fosse iliaque, opération assez longue et par conséquent non seulement difficile, mais grave. Elle a été cependant tentée en quelques cas, mais très rares, et on ne peut se faire une opinion sur les résultats opératoires ou post-opératoires.

Le plus souvent on devra se contenter d'un traitement palliatif. Les *méthodes palliatives* sont au nombre de quatre :

1° *Exclusion bilatérale de l'intestin ;*
2° *Exclusion unilatérale de l'intestin ;*
3° *Entéro-anastomose latérale ;*
4° *Laparotomie simple.*

Les trois premières opérations ont pour but d'atténuer la maladie en mettant au repos la partie d'intestin malade.

L'exclusion de l'intestin, comme son nom l'indique, est la séparation d'une partie intestinale, dans le cas particulier le segment iléo-cæcal, du reste du tube digestif. Elle est *unilatérale* lorsque le segment est séparé par une seule de ses extrémités et reste appendu au tube digestif par l'autre, formant ainsi une sorte de long cul-de-sac. Elle est *bilatérale* lorsque le segment est séparé par ses deux bouts et reste ainsi complètement isolé et indépendant de l'intestin.

La première exclusion pour tuberculose fut une *exclusion unilatérale* faite par von Hacker, le 6 août 1887. Son malade guérit Depuis, elle a été renouvelée bien des fois ; des publications à son sujet ont paru ; sa technique s'est précisée et aujourd'hui elle est couramment employée par grand nombre de chirurgiens.

Certains lui préfèrent cependant l'*exclusion bilatérale* ; ils trouvent qu'elle assure bien mieux l'isolement de la partie malade. Mais, d'un autre côté, ce sera une opération plus longue et peut-être un peu plus grave. En effet, une fois l'intestin malade séparé, on ne peut le laisser ainsi libre et isolé dans la cavité abdominale ; sa muqueuse va continuer à sécréter, il va former une cavité close où cultiveront les microbes et sera une source d'infection et d'intoxication pour l'organisme. Aussi faut-il assurer son ouverture à l'extérieur; dans les cas où il existe des fistules, ces fistules telles quelles ou agrandies, pourront suffire pour permettre la communication ; dans les cas où il n'y a pas de fistules, on devra créer une soupape de sûreté en abouchant à l'extérieur une ou les deux extrémités de l'intestin exclu, suivant la plus ou moins grande longueur de cette anse.

Un complément nécessaire de toute exclusion est le rétablissement de la continuité du tube digestif sain. On rétablira cette continuité soit : 1° par abouchement bout à bout (*entérorraphie circulaire*) ; 2° *par implantation latérale sur le côlon* 3° *par entéro-anastomose latéro latérale.*

L'*entéro-anastomose latéro-latérale* paraît jouir de préférence aux deux autres procédés de la faveur des chirurgiens ; elle assurerait mieux le cours des matières ; de plus, une entérorraphie en tissus sains a plus de chance de réussir qu'une entérorraphie au voisinage des deux bouts à vitalité compromise.

Cette entéro-anastamose latéro-latérale se fera le plus haut possible sur le gros intestin, afin d'éviter la diarrhée rebelle : *iléo-côlostomie* avec le côlon ascendant, transverse ou descendant, si possible ; à son défaut, *iléo-sigmoïdostomie.*

Classiquement l'entéro-anastomose se fait par un premier surjet séro-séreux, puis un surjet muco muqueux, un second surjet muco-muqueux, enfin dernier surjet séro-séreux. Chaput, dans la discussion à la Société de chirurgie en juin 1905, indique qu'il ne fait plus de surjet muco-muqueux et se contente des surjets séro-séreux, et cela pour les raisons suivantes : « 1° La suture muco-muqueuse est perforante, infecte le fil et inocule les tissus, — 2° elle affronte mal avec interposition de la muqueuse entre les lèvres de la plaie. — 3° elle est inutile, car la laxité de la sous-muqueuse est si grande qu'elles se réunissent toujours l'une à l'autre lorsque la distance qui les sépare ne dépasse pas un centimètre. J'ai constaté ce fait sur le chien par l'examen histologique d'un grand nombre de sutures intestinales sans réunion de la muqueuse. »

Une autre modification du procédé, indiquée aussi par Chaput et recommandée avant lui par Dubourg (de Bordeaux), est la fixation d'un gros tube de caoutchouc par des sutures dans l'orifice nouveau constitué afin d'en éviter l'oblitération. Ceux qui l'ont employé en auraient eu de bons résultats.

L'entéro-anastomose latéro-latérale, complément obligé de l'exclusion intestinale, peut être aussi employée seule comme procédé primitif dans le traitement palliatif de la tuberculose iléo-cæcale. Elle l'a été un certain nombre de fois avec des résultats divers.

Enfin la *laparotomie* simple, en certains cas, a aussi été employée et a entraîné une amélioration. Elle a été préconisée comme moyen de traitement par Poncet dans la thèse de son élève Billon (Lyon, 1897-98), appliquée aussi par Nové Josserand, Jaboulay, Bérard et Patel. Tous ont constaté des améliorations. Strehl note le même fait Mais dans tous ces cas il semble qu'il s'agit plutôt de tuberculoses légères ulcéro-cicatricielles, et pour les formes ulcéro-caséeuses entéro-péritonéales il faudra être plus réservé, quant au degré de l'amélioration tout au moins.

Quels sont les résultats opératoires obtenus et quelle est la valeur respective des diverses méthodes? Il est bien difficile de le préciser. Pourtant un fait est certain, c'est que l'intervention chirurgicale seule peut guérir ou améliorer; les résultats obtenus le montrent, sans que nous puissions fournir de statistiques. Parmi les formes de tuberculose iléo-cæcale, la forme ulcéro-caséeuse entéro-péritonéale reste cependant celle qui donnera le moins de satisfaction au chirurgien.

Parmi les méthodes opératoires, la résection s'imposera chaque fois qu'elle sera possible. Quant aux procédés palliatifs, puisque le but à atteindre est la mise au repos absolu de la partie malade, la méthode de choix sera l'exclusion bilatérale; à son défaut, on pourra se contenter de l'exclusion unilatérale ou même de l'entéro-anastomose latéro-latérale; enfin, en certains cas, la simple laparotomie sera seule possible, ce qui, d'après les résultats déjà obtenus, vaudra encore mieux que ne pas intervenir du tout.

CHAPITRE VII

OBSERVATIONS

Observation Première

(Inédite)

Service de M. le professeur Estor. — Due à l'obligeance de M. Rives, interne des Hôpitaux

Car... Rose, 13 ans. Entrée le 11 avril 1906.

Antécédents héréditaires. — Mère morte de maladie de foie. Père alcoolique. Une sœur atteinte d'adénite cervicale bacillaire.

Antécédents personnels. — Enfant toujours délicate. Pendant les deux années 1902-1903, a continuellement souffert du ventre; diarrhée fréquente et vomissements. Depuis cette époque, elle présente assez fréquemment des vomissements bilieux.

Début des phénomènes actuels. — Fin février 1906, fatigue générale et vomissements. Le 3 mars 1906, elle s'est alitée. a présenté de la fièvre (39° a été atteint), a vomi à plusieurs reprises. Diarrhée fétide pendant deux jours; depuis constipation; la malade ne va à la selle que par lavements.

Traitement par les lavages intestinaux et les applications sur le ventre d'onguent mercuriel.

Etat actuel le 12 avril 1906. — L'enfant est très amaigrie;

facies tiré, subictérique, sans ictère vrai. Température hier soir et ce matin 37°1. Pouls à 110.

Le ventre est plat, plutôt excavé.

Douleurs spontanées dans la fosse iliaque droite.

A la palpation, le ventre entier est douloureux, le maximum de la douleur siège dans la fosse iliaque droite, notablement au-dessous de la ligne ilio-ombilicale. Le point de Mac-Burney n'est pas spécialement douloureux. La fosse iliaque droite est occupée par une tumeur assez mal limitée, très résistante, profonde, immobile et qui paraît faire corps avec l'os iliaque. L'abdomen est sonore au devant de la tumeur. Le toucher rectal ne donne pas de renseignement bien net.

Douleur très vive à la pression sur l'épine iliaque antéro-supérieure droite, et sur le sacrum face postérieure, en particulier la ligne médiane. Les apophyses transverses de la région lombaire sont douloureuses. Au point de jonction sacro-vertébral se trouve une dépression très nette. (La malade paraît hyperesthésique et l'existence de ces points douloureux osseux n'est pas absolument certaine.)

Pas d'anorexie ; la malade est au régime lacté depuis un certain temps ; pas de vomissements récents. Constipation.

Appareil respiratoire. — Toux légère. Obscurité respiratoire dans les deux tiers supérieurs du poumon droit en arrière. Pas d'expectoration. Jamais d'hémoptysie. Le phrénique droit est douloureux, ainsi que la percussion de la clavicule droite.

Appareils circulatoire, urinaire, nerveux, génital : rien à signaler.

On porte le diagnostic suivant : Ostéite coxale à droite de nature bacillaire avec collection iliaque à la période de formation. Mal de Pott postérieur sacro-vertébral. Entérite chronique datant de plusieurs années avec alternatives de constipation et de diarrhée. Enfin une poussée fébrile récente avec vomissements pourrait être une poussée appendiculaire.

Repos au lit, lait, œufs, purées. Grands enveloppements humides de l'abdomen.

5 mai 1906. — Depuis son entrée, la malade a présenté de la fièvre à grandes oscillations. Tous les matins, la température est au-dessous de 37° ; le soir elle s'élève au-dessus de 38° et deux fois à 39°. En présence de ces oscillations, on pense que l'abcès de la fosse iliaque n'est pas purement bacillaire, mais qu'il y a association d'un autre microorganisme, colibacille probablement. L'entérite de la malade rend cette hypothèse vraisemblable. En somme, nous pensons que les lésions bacillaires ont débuté par l'intestin, qu'elles se sont compliquées de poussées appendiculaires de même nature, qu'enfin le squelette de la fosse iliaque s'est pris et a donné naissance à un abcès contenant, en outre du bacille de Koch, un autre microorganisme, probablement colibacille.

Opération le 5 mai 1906. — Incision de Roux dans le flanc droit. Le péritoine pariétal est rouge, épaissi, et adhère intimement au cæcum, si bien que celui-ci est ouvert par l'incision ; il est immédiatement suturé. Libération très pénible du cæcum par clivage des deux plans péritonéaux adhérents. Sur la partie antéro-inférieure du cæcum quelques granulations tuberculeuses du péritoine sont disséminées, très saillantes et d'une netteté absolue. L'iléon est légèrement congestionné et adhérent, mais il ne présente pas de lésions notables. Au contraire sur la région inférieure et surtout postérieure du cæcum, les granulations sont confluentes et ont déterminé des ulcérations en plaques contenant des matières fongueuses et caséeuses. A ce niveau, le cæcum est fixé absolument au fascia iliaca par un bloc fibreux très solide creusé de cavités remplies de fongosités.

En libérant le cæcum, nous produisons une large perforation en un point où les tuniques qui séparent la cavité intestinale d'une de ces cavités fognueuses sont très amincies et friables. La portion de muqueuse que nous apercevons sur une faible étendue par cette perforation ne présente pas macroscopiquement d'ulcération bien nette. La perforation est immédiatement suturée. Il est impossible de découvrir l'appendice perdu dans le bloc fibro-caséeux.

Il s'agit donc de tuberculose cæcale surtout développée à la face postérieure de l'organe, caractérisée non par un abcès véritable, mais par un amas fibro-caséeux.

Nous enlevons le plus possible de matière caséeuse. Drainage præ-cæcal, suture partielle de la paroi abdominale.

La nature tuberculeuse des lésions est confirmée par un examen histologique fait le 16 mai 1906.

7 mai 1906. — Premier pansement. Il est largement souillé par un écoulement stercoral abondant. Les sutures n'ont pas tenu sur ces tissus friables, comme il arrive en général.

Du 8 au 22. Pansements quotidiens souillés par l'écoulement stercoral.

22 mai. Quelques matières sont rendues par l'anus.

A partir du 28. Bain quotidien avec un kilo de sel. L'anus contre nature tend à se rétrécir, le cours des matières reprend progressivement par la voie normale.

28. La température, qui était tombée après l'opération, reprend le type à grandes oscillations entre 36°9 et 38°5.

Juin 1906. – L'amélioration n'a été que passagère. La fièvre à grandes oscillations continue. Le progrès qui s'était fait dans l'état général disparaît. L'anus iliaque, qui avait diminué jusqu'à ne plus présenter qu'un diamètre de 3 à 4 millimètres et qui ne donnait que peu de matières, s'élargit de nouveau ; les matières s'écoulent en plus grande quantité. Sur la cicatrice, de part et d'autre de cet anus, en des points qui, les premiers jours, avaient donné issue à des matières et dont l'occlusion avait été ensuite parfaite, se forment à nouveau deux orifices qui s'agrandissent par un processus ulcératif; il s'écoule par là des matières mélangées d'une petite quantité de pus. Il n'est pas possible cependant d'évacuer de collection purulente.

Début de juillet 1906. — Devant cet état, M. le professeur Estor discute la question d'un anus iliaque droit sur le grêle.

Observation II

(Inédite)

Tuberculose iléo-cæcale ulcéreuse et scléreuse longtemps latente, brusquement révélée. — Tableau de la péritonite aiguë appendiculaire.

Service de M. le professeur TÉDENAT. *Due à l'obligeance de* M. GAUJOUX, *interne des Hôpitaux.*

Antoinette X..., 30 ans. Entre à l'hôpital le 2 mars 1906 dans un état très grave, avec le diagnostic porté par deux médecins, dont un chirurgien des hôpitaux, de péritonite appendiculaire.

Antécédents héréditaires. — Père et mère en bonne santé. Trois frères et sœurs. L'une des deux sœurs est morte à 20 ans de bronchite suspecte.

Antécédents personnels. — Rien d'important à signaler dans la première enfance. Réglée à 15 ans; règles irrégulières, peu abondantes, sang rouge, pas de caillots. Mariée à 23 ans. A eu 3 enfants, le dernier âgé seulement de 9 mois; elle n'a pas pu l'allaiter se trouvant trop faible et anémiée. L'enfant est vigoureux et se porte bien. A signaler une bronchite qui a duré 3 mois, mais dont la malade dit s'être complètement remise. Depuis son dernier accouchement, la malade ne mangeait pas beaucoup et se plaignait de constipation opiniâtre ne cédant qu'à des lavements ou des purgatifs. Alors, véritables débâcles. A part ce détail, bonne santé apparente, la malade vaquait à ses occupations sans trop de fatigue.

Brusquement, il y a 8 jours, douleur fulgurante dans la fosse iliaque droite, douleur en coup de poignard, s'accompagnant de vomissements porracés. La malade se couche. Un médecin appelé à la hâte prescrit du repos, de la glace sur le ventre, un peu d'opium pour calmer les coliques trop douloureuses. Il porte déjà le diagnostic d'appendicite.

La malade nous est amenée le 2 mars pour être opérée. Depuis le début, les douleurs abdominales n'ont pas cessé. Le faciès de la malade est impressionnant, nez tiré, yeux excavés, langue sèche, presque rôtie. Température. 37°6, Pouls, 120.

L'examen du ventre nous permet de constater un ballonnement très considérable ; la paroi abdominale est distendue par des gaz, comme la vessie d'un ballon en caoutchouc. Météorisme généralisé. La percussion hépatique est très difficile, sans doute parce que l'intestin est venu s'interposer et séparer le foie de la paroi.

La douleur diffuse sur toute la surface abdominale est excessivement violente dans la fosse iliaque droite. La sensibilité à ce niveau est exquise même pour une palpation superficielle. Pas de contracture musculaire : pas de sensation de gâteau péritonéal.

Traitement. — Glace sur le ventre.

3 mars 1906. — Même état. La malade n'est pas allée du corps. On prescrit un lavement purgatif glycériné qui ne donne pas de résultats. Un lavement savonneux térébenthiné obtient plus de succès : plusieurs selles diarrhéiques très abondantes. La malade n'est d'ailleurs pas soulagée T., 39°2.

Pouls, 135. — Douleurs vagues persistant et de temps en temps coliques surtout vives dans la fosse iliaque droite. Toujours des vomissements, alimentaires d'abord, puis verdâtres, porracés. Urines émises en très petite quantité, très chargées en urates.

Strychnine, 0,005 milligrammes en injection hypodermique. Un lavement salé à garder.

4. Une poussée de dyspnée très violente avec menace de syncope au milieu de la nuit. Oxygène en inhalations. Respirations, 45.

5. L'état s'aggravant encore, on décide l'opération. On se propose de drainer simplement après avoir évacué aussi largement que possible le contenu liquide et gazeux du péritoine. Ne réséquer l'appendice que s'il se présente.

Incision de Roux. Un flot de pus s'échappe par l'incision. L'intestin est, lui aussi, ouvert; il s'en dégage un liquide verdâtre d'une fétidité extrême. Contre-ouverture à gauche. Drainage intestinal et péritonéal.

La malade meurt le soir à six heures.

L'autopsie complète est impossible. Par les lignes d'incision on enlève un bout d'intestin grêle et de cæcum avec une masse y attenant. Le tout est envoyé au laboratoire d'anatomie pathologique pour y être examiné.

M. le professeur Tédenat n'avait jamais admis le diagnostic d'appendicite; il avait pensé à des lésions tuberculeuses diffuses du péritoine pour les raisons suivantes: 1° par places, un peu partout dans le ventre, on sentait, malgré le ballonnement, de petites masses indurées: 2° l'intestin était irrégulièrement distendu par les gaz.

M. Tédenat faisait aussi remarquer que la douleur dans la fosse iliaque droite existait en cas de lésions limitées au côlon descendant et à l'S iliaque, souvent très vive et n'était pas l'apanage de l'appendicite.

Examen des pièces. — L'examen fait par M le professeur Bosc a porté : 1° sur une ulcération prise au niveau du cæcum ; 2° sur la partie terminale de l'intestin grêle ; 3° sur l'appendice ; 4° sur un ganglion mésentérique.

Intestin. — La partie terminale de l'iléon est rétrécie. A ce niveau, la muqueuse forme des plis profonds qui s'enfoncent dans un tissu scléreux très épais. Cette muqueuse présente des glandes dilatées, à cellules volumineuses et sécrétion muqueuse abondante. Elles sont comprises dans un chorion épaissi, infiltré de mononucléaires et parcouru par des vaisseaux dilatés à endothélium proliféré et hypertrophié.

La sous-muqueuse fortement sclérosée est traversée par des vaisseaux dilatés, gorgés de sang et par des lymphatiques remplis de cellules rondes, ces dernières pouvant former des foyers plus ou moins volumineux.

Le tissu lymphoïde est en certains points sclérosé, et en d'autres il est le siège d'infiltration de mononucléaires constituant des foyers se diffusant en tous sens et renfermant des vaisseaux sanguins à parois sclérosées et très dilatées.

Le tissu de sclérose de la sous-muqueuse pénètre la musculeuse, la dissocie et forme, par endroits, de larges traînées conjonctives par où passent les vaisseaux sanguins et lymphatiques dilatés et gorgés de cellules rondes. Ces lymphatiques vont se joindre à d'autres plus volumineux, qui existent sous la couche sous-séreuse, formant isolément, ou autour des vaisseaux dilatés ou atteints d'endo-vascularite, des foyers volumineux de petites cellules rondes. De loin en loin certains de ces foyers augmentent de volume et présentent au centre un follicule tuberculeux typique. Certains de ces foyers de tissu de nouvelle formation s'étendent en épaisseur, se propageant par les lymphatiques au mésentère.

Ulcération du cæcum. — Au point ulcéré, la muqueuse disparaît totalement. Dans la sous-muqueuse épaissie et sclérosée, on trouve de nombreux foyers de cellules, toutes formant des amas au milieu desquels on rencontre des cellules plus volumineuses de type épithélioïde. La dégénérescence débute par ces foyers et l'ulcération progresse vers la profondeur. En certains points, au centre de ces foyers, on trouve, en dehors de grandes cellules irrégulières plus ou moins nécrosées, de véritables cellules géantes. Au niveau du point où la muqueuse est encore conservée existe une destruction des glandes superficielles avec dilatation des culs-de-sac. Les plaques de Peyer sont hypertrophiées, et on peut voir se produire là un processus de nécrose qui détruit la muscularis mucosæ pénétrant dans l'intérieur des culs-de-sac glandulaires kystiformes. Ce processus rappelle ce que l'on observe dans certaines inflammations chroniques de l'intestin, telle la dysenterie chronique.

Appendice. — La cavité est dilatée et présente des débris nécrosiques provenant de l'épithélium. Ces phénomènes de nécrose se rapportent aux lésions de folliculite prononcée, constituée par une hypertrophie considérable, une infiltration de mononucléaires et de véritables embolies leucocytaires des lymphatiques. Ces follicules présentent surtout à leur base un ou plusieurs follicules tuberculeux, tandis qu'à leur surface on observe une désagrégation nécrosique plus ou moins étendue. Des lymphatiques gorgés de globules blancs pénètrent dans la profondeur pour constituer de nouveaux foyers.

Ganglions. — Ils sont le siège d'un processus tuberculeux très actif, constitué par des amas de follicules évoluant les uns vers la sclérose, les autres vers un processus de dégénérescence.

En somme, il existe une tuberculose de l'intestin ulcéreuse avec épaississement fibreux et rétrécissement du calibre de cet intestin ; lésions tuberculeuses folliculaires caractéristiques, plus nettes au niveau des parties profondes et des ganglions mésentériques qu'au niveau de la muqueuse. Ce processus tuberculeux paraît s'être transmis d'une façon plus récente à l'appendice pour constituer une appendicite nécrosique ulcéreuse.

Observation III

(Inédite)

(Due à l'obligeance de M. le docteur Goldenberg)

M. X..., 32 ans.

Antécédents héréditaires. — Sans importance.

Antécédents personnels. — Fièvre typhoïde à 21 ans, avec rechute, suivie d'une pleurésie bacillaire Paludisme.

Maladie actuelle. — Début il y a deux ou trois mois, a commencé à maigrir, a pâli ; quelques légers troubles digestifs au moindre écart de régime ; après une fatigue physique (cahotement de voiture), il éprouve dans la fosse iliaque droite une douleur plus ou moins violente. Depuis un mois, cette douleur est continuelle avec exacerbation à la suite d'un écart de régime ou d'une fatigue physique. En même temps on a commencé à sentir un empâtement diffus autour du point de Mac-Burney. Pas de ballonnement du ventre, ni d'état saburral, mais toujours constipé. Pas d'entérite alternant avec la constipation : jamais d'entérite muco-membraneuse ; son régime est fortement carné.

Il y a huit jours, après une longue course en voiture, a été pris d'un frisson suivi de température élevée : 39°. Le lendemain matin, transpiration très abondante ; la température descend à 37°7. Les jours suivants des frissons dans tout le corps alternaient avec une douleur très intense dans tout l'abdomen, mais prédominant dans la fosse iliaque droite, s'irradiant dans l'épigastre, le flanc et le bas-ventre.

Le soir 39°5. Il y avait en même temps augmentation de l'étendue de l'empâtement. La douleur est spontanée et augmente d'intensité à la pression. Constipation. Le 3e jour pas de changement dans l'état local; amélioration dans l'état général.

Etat actuel, 19 mars 1906 — Ventre plat, souple. Défense musculaire dans la fosse iliaque droite. La palpation profonde fait sentir un empâtement autour du point de Mac-Burney, du volume d'un œuf, mobile en bas et en dedans, légèrement douloureux.

Appareil digestif. — Pas d'anorexie, pas de sensation de lourdeur à l'estomac, ni renvois, ni vomissements. Pas d'ictère.

Appareil circulatoire. — Pouls faible, 60, régulier.

Température. — 36°.

Appareil respiratoire. — Tousse rarement. Pas d'hémoptysie. Essoufflé à la moindre fatigue. Sommet gauche : en avant, inspiration rude, expiration prolongée; en arrière, sous-crépitants lorsque le malade tousse. Base droite : submatité, obscurité respiratoire, frottements.

On pense à l'appendicite tuberculeuse.

Traitement. — Entéroclyse avec 500 grammes d'huile tous les matins. Applications chaudes sur le ventre continuelles. Diète.

Opération le 23 mars 1906. — Laparotomie. On va à la recherche de l'appendice. Celui-ci très adhérent a sa surface semée de plaques rouges noirâtres, granulations. Le même aspect est présenté par l'ampoule cæcale, qui paraît être raccourcie à cause des adhérences. A côté des granulations jaunâtres occupant l'ampoule cæcale, on remarque des ulcérations assez étendues et profondes, annulaires et longitudinales. On résèque l'appendice, mais à cause de la lésion étendue du cæcum, en présence de l'état général mauvais du malade, on juge la résection de l'ampoule cæcale grave, et on fait une entéro-anastomose iléo-colique au-dessus de la valvule de Bauhin.

Suites opératoires. — Le malade est apyrétique. Pas de vomissements. Le pouls reste après l'intervention à 80. Circulation des aliments parfaite. 12 jours après l'intervention le malade, qui a été jusque-là à un régime liquide, commence à s'alimenter et prend de l'embonpoint.

Observation IV

Communication à la *Société de Chirurgie*, P. Reynier, 2 mars 1902.

M. Reynier rapporte une observation intéressante de sa pratique personnelle. « Il s'agit d'un homme âgé de 38 ans qu'on avait fait passer dans mon service, d'un service de médecine, comme atteint de typhlite. En effet, il en présentait tous les symptômes : tumeur allongée dans la fosse iliaque droite, constipation opiniâtre, phénomènes fébriles revenant le soir. Pensant, devant l'élévation de température, qu'il pouvait y avoir du pus, je résolus d'intervenir, et, avec l'aide de mon ami le docteur Ozonne, je lui fis une incision dans la fosse iliaque qui m'amena sur le cæcum. Celui-ci présentait à sa surface un semis de granulations jaunes, sur la nature desquelles il ne semblait guère que l'on pût avoir d'hésitation ; de plus, des ganglions volumineux qu'on trouvait dans le mésentère venaient affirmer le diagnostic de la lésion tuberculeuse. Le malade présentait encore des lésions des sommets, qui venaient encore à l'appui du diagnostic. Il n'y avait pas de pus ; les lésions étaient très étendues ; je dus me contenter d'une simple incision exploratrice, et je refermai le ventre. Quelque temps après, un mois environ, le malade mourait. Nous pûmes en faire l'autopsie, et celle-ci montra que les ganglions étaient caséeux, que les sommets étaient farcis de tubercules, et que, par suite, le diagnostic de typhlite tuberculeuse était indiscutable. »

Observation V

Service de M. le docteur Péan, 1892. Publiée par Benoit. Thèse de Paris, 1893.
(Résumée)

A. Abdel N..., 21 ans, étudiant, entré le 7 mars 1892.

Antécédents héréditaires. — Père âgé de 47 ans, ayant eu une maladie de foie dont il est bien guéri. Mère âgée de 45 ans, sujette aux migraines, de constitution délicate. Trois sœurs et un frère en bonne santé.

Antécédents personnels. — A 7 ans, fièvre très intense dont on ignore la cause. A 13 ans, dysenterie très grave qui dure deux mois. Depuis ce moment l'intestin est resté très sensible. L'état général, depuis cette dysenterie, n'a jamais été aussi bon qu'auparavant. Ce jeune homme est resté pâle et chétif; il tousse un peu tous les hivers, sans avoir jamais eu de complication sérieuse du côté des poumons. — En juin 1890, vomissements quotidiens d'origine non définie, ayant duré jusqu'en décembre, pour ne pas reparaître d'ailleurs.

Début de la maladie actuelle. — Prend froid en décembre 1890; trois jours après, à la suite d'une course rapide, douleur dans la fosse iliaque droite, qui disparaît au repos pour reparaître à la suite d'un mouvement vif.

En février 1891, obligé de s'aliter à cause de la douleur plus forte et gênant la marche. Il y a alors un empâtement mal limité dans la fosse iliaque droite. L'état général s'aggrave, l'appétit disparaît, il survient une diarrhée incessante. En mars 1891, on incise la tumeur qui est devenue fluctuante ; il s'écoule du pus et des matières fécales.

Les choses restent ainsi pendant plusieurs mois ; le malade a une fistule pyo-stercorale qui coule d'une façon intermittente, avec fièvre, lorsqu'il y a rétention. L'état général est assez bon et le malade vient à Paris se faire opérer.

Etat actuel, 7 mars 1892. — Etat général assez bon. Digestions faciles. Pas de diarrhée. Les poumons paraissent sains.

Dans la fosse iliaque droite, orifice fistuleux qui, exploré, semble venir de l'os iliaque. A la palpation, empâtement diffus, pas de sensation de tumeur.

Le diagnostic porté par M. Péan était : foyers probablement tuberculeux de la région péri cæcale. C'est avec cette idée qu'il décide d'intervenir.

Première opération le 12 mars 1892. — Incision courbe le long de l'épine iliaque et de l'arcade crurale. On enlève une portion de la crête iliaque atteinte d'ostéite et des fongosités entre le psoas-iliaque et l'os iliaque ; on ne voit pas d'intestin, ni le point où a pu siéger antérieurement la perforation intestinale.

Les fongosités, examinées par M. Brault (laboratoire de M. le professeur Cornil) sont reconnues comme lésions tuberculeuses.

Suites opératoires normales. Il persiste un petit trajet fistuleux qui se ferme peu à peu.

Le 8 mai le malade est repris de douleurs au niveau de la plaie et le trajet fistuleux se rouvre. Le 25 mai le pansement est souillé de matières fécales, et il en est ainsi tous les jours. Dans ces matières, on trouve des bacilles de Koch (docteur Souplet).

Deuxième opération le 5 août 1892. — Incision suivant le premier trajet. A la partie postéro-externe du cæcum, on trouve une petite ouverture de la grosseur d'un pois, qui, agrandie, montre le cæcum malade tout autour de l'orifice. La résection de toutes les parties atteintes est opérée. On fait une suture de Gély sur l'intestin réséqué. Cette suture est fortifiée avec les tissus voisins chargés sur l'aiguille courbe ordinaire. Réunion complète sans drainage.

Cinq jours après, premier pansement, et trois jours plus tard second pansement, dans lequel pas de matières et pas de pus.

Le 20. La guérison paraît complète. Le malade sort le 8 septembre pour retourner à Constantinople. Plus de trajet fistuleux. Nous avons appris que le malade poursuit ses études et se livre à l'équitation sans difficulté. Tels sont les bénéfices une année après l'opération. Les fongosités ont été examinées au laboratoire de M. Cornil ; il s'agissait de lésions tuberculeuses de la paroi cæcale.

Observation VI

Communication à la *Société de Chirurgie*, par M. Terrier, 17 février 1892

« Dans un cas, M. Bouchard m'appela auprès d'un malade qui avait dans la fosse iliaque droite une énorme tuméfaction. Celle-ci avait été précédée de douleur et il s'était produit un phlegmon de la fosse iliaque d'origine cæcale et appendiculaire. Les accidents, arrêtés pendant quelque temps, se reproduisirent et il se fit une fistule au voisinage de l'anus, consécutive à une suppuration ischio-rectale. Quand je vis le malade, il était cachectique et présentait dans la fosse iliaque une grosse tumeur, avec une ulcération, ressemblant à un sarcome ulcéré; on pouvait donc penser à un néoplasme. Mais j'eus l'idée de faire examiner le pus et on y constata une quantité énorme de bacilles tuberculeux.

» Le malade succomba à la tuberculose.

» Je pense qu'il doit y avoir d'autres observations semblables et qu'on a sans doute enlevé comme atteints de cancer, des cæcums infiltrés de néoplasie tuberculeuse.

» Ces poussées de tuberculose peuvent se calmer et guérir spontanément ou après l'ablation de la lésion. »

Observation VII

Communication à la Société de Chirurgie par M. Reynier (2 mars 1892).

« Il s'agit d'un homme de 25 ans, fils de père mort de tuberculose pulmonaire et ayant pour frère un phtisique. Cinq mois avant que je ne fusse appelé, il avait eu, d'après le diagnostic porté par M. Gosselin, qui l'avait soigné à cette époque, une typhlite avec abcès de la fosse iliaque droite, ouvert par M. Gosselin.

» L'ouverture de cet abcès était devenue fistuleuse, et c'est dans ces conditions que le malade était venu me trouver. Quelque temps après, un nouvel abcès de la fosse iliaque se produisit, que j'ouvris. Le pus qui s'en écoula ressemblait à du pus d'abcès froid. Je pensai à ce moment que le diagnostic primitivement porté pouvait être erroné et je cherchai, mais inutilement, une lésion osseuse du côté de l'os iliaque; quelque temps après, par l'ouverture que j'avais faite, s'écoulèrent des matières stercorales, et il s'établit une fistule qui, au bout de quelque temps, se ferma spontanément. Mais de nouveaux trajets fistuleux, de nouveaux abcès se produisirent, un du côté de l'ombilic, les autres dans la masse sacro-lombaire. Je les ouvris successivement, et M. Bouilly doit se rappeler qu'un jour il voulut bien me prêter son concours pour gratter tous ces trajets fistuleux, qui étaient fongueux et ressemblaient aux trajets qui succèdent aux lésions tuberculeuses.

» Malgré toutes ces interventions, je ne pus voir se tarir la suppuration, et mon malade, au bout d'un an de souffrances, mourait d'urémie, due à une néphrite amyloïde, sans que j'aie jamais pu trouver une lésion osseuse.

» A l'heure actuelle, bien que l'autopsie n'ait pu être faite et venir confirmer cette manière de voir, je ne crois pas qu'il puisse être possible de douter que je n'aie eu affaire, dans ce cas, à une lésion tuberculeuse du cæcum, cause de tous les accidents présentés par mon malade. »

CONCLUSIONS

La tuberculose iléo-cæcale, chirurgicale, comprend deux formes principales :

1° *Forme hypertrophique fibro-adipeuse ;*
2° *Forme ulcéro-caséeuse entéro-péritonéale.*

La tuberculose ulcéro-caséeuse entéro-péritonéale, plus rare que la tuberculose hypertrophique, se rencontre le plus souvent chez des tuberculeux généraux. Elle est caractérisée par des lésions ulcéreuses envahissant simultanément ou successivement les différentes parties du segment iléo-cæcal et le péritoine voisin, ulcérations à tendances destructives.

Son diagnostic, parfois difficile, surtout avec l'appendicite, sera basé sur l'existence d'autres tuberculoses, tuberculose pulmonaire en particulier, et de phénomènes entériques, coïncidant avec la constatation d'une tumeur diffuse, mal limitée, de consistance inégale, occupant la fosse iliaque droite.

Le véritable traitement sera chirurgical. Le traitement curatif, malheureusement très peu souvent possible, sera la résection iléo-cæcale. A son défaut, le traitement palliatif consistera dans l'exclusion bilatérale ou unilatérale ; en certains cas, on devra se contenter d'une entéro anastomose latérale ou même d'une simple laparotomie.

Le pronostic, même après intervention chirurgicale, devra toujours être réservé. Les guérisons sont rares. Mais assez fréquemment on a des améliorations de plus ou moins longue durée.

Vu et approuvé :
Montpellier, le 10 Juillet 1906
Le Doyen,
MAIRET.

Vu et permis d'imprimer :
Montpellier, le 10 Juillet 1906.
Le Recteur,
A. BENOIST.

INDEX BIBLIOGRAPHIQUE

ALGLAVE. — Traitement chirurgical de la tuberculose iléo-cæcale. Th. de Paris, 1904.

AUSCHER. — Bul. Soc. anat., Paris, 1895.

AYNÈS. — Recherches et considérations sur la typhlite et l'appendicite tuberculeuse. Th. Bordeaux, 1895.

BAILLET. — La résection du segment iléo-cæcal. Th. Paris, 1894.

BELGRAND. — Thèse de Paris, 1904.

BENOIT — Tuberculose locale de la région iléo-cæcale. Th. Paris, 1893.

BÉRARD et PATEL. — Les formes chirurgicales de la tuberculose iléo-cæcale.

BRELET.— Formes cliniques de la tuberculose intestinale.— Archives générales de médecine. Avril 1905.

BROCA et HARTMANN. — Bul. Soc. Anat., 4 mars 1892.

BILLON. — La tuberculose appendiculo-cæcale. Th. Lyon, 1898.

BULLETIN et Mémoires de la Société de chirurgie de Paris, 1892, 1902, 1905.

CAREL — Résection de l'anse iléo-cæcale. Th. Paris, 1897.

CATHELIN. — Presse médicale, 20 juillet 1898.

COQUET. — Des tumeurs cæcales tuberculeuses. Th. Paris, 1894.

CROUZET. — Tuberculose cæcale. Thérapeutique chirurgicale. Th. Lyon, 1905.

DELORE et PATEL. — De l'exclusion unilatérale dans les fistules rebelles de l intestin. — Rev. de chirurgie, 1901.

DEMOULIN. — Rapport sur la tuberculose iléo-cæcale. — Congrès international de la tuberculose. Paris, 1905. (Compte rendu d'après les journaux médicaux.)

DIEULAFOY. — Cliniques de l'Hôtel-Dieu 1901-1902.

ESTOR. — Rev. génér. Nouveau Montpellier Médical, 1892.

FUNKE. — Prag. Med. Doch., 1895.

HARTMANN. — Rapport sur l'exclusion intestinale. — Cong. franç. de chirurgie, 1903.

ITIÉ. — De la Tuberculose iléo-cæcale à forme hypertrophique. Th. Montpellier, 1898.

JABOULAY et BÉRARD. — Soc. chir. de Lyon, 1900.

LANCE. — Etude clinique sur l'exclusion de l'intestin. Th. de Paris, 1903.

LASÈGUE. — Clin. Méd. Paris, 1884.

LEUDET. — Clin. Méd. de l'Hôtel-Dieu de Rouen, 1874.

OBRAZTOV. — Wiener Klin. Woch., 1897.

PILLIET et THIERRY. — Etude sur la tuberculose locale du cæcum. — Progrès Médical, 1894.

PATEL. — Thèse de Lyon, 1902.

ROUX. — Rev. Méd. de la Suisse romande, 1890-1891.

SPILLMANN. — Thèse d'agrégation, 1878.

SENN. — Surgery of Intestine.

— Etiologie, Pathogénie et Diagnostic de la tuberculose intestinale. — Journal of the American association, 1898.

TERRIER et GOSSET. - L'Exclusion de l'Intestin.—Rev. de Chir. 1900.

TÉDENAT. - Semaine Médicale, 1898.

VERLIAC. — Les différentes formes de la tuberculose intestinale. — Revue de la Tuberculose, 1904.

SERMENT

En présence des Maîtres de cette Ecole, de mes chers Condisciples et devant l'effigie d'Hippocrate, je promets et je jure, au nom de l'Être Suprême, d'être fidèle aux lois de l'honneur et de la probité dans l'exercice de la Médecine. Je donnerai mes soins gratuits à l'indigent et n'exigerai jamais un salaire au-dessus de mon travail. Admis dans l'intérieur des maisons, mes yeux ne verront pas ce qui s'y passe ; ma langue taira les secrets qui me seront confiés et mon état ne servira pas à corrompre les mœurs ni à favoriser le crime.

Respectueux et reconnaissant envers mes Maîtres, je rendrai à leurs enfants l'instruction que j'ai reçue de leurs pères.

Que les hommes m'accordent leur estime si je suis fidèle à mes promesses.

Que je sois couvert d'opprobre et méprisé de mes confrères si j'y manque.

www.ingramcontent.com/pod-product-compliance
Lightning Source LLC
LaVergne TN
LVHW050454160826
845677LV00003B/774

* 9 7 8 2 3 2 9 6 7 4 2 9 2 *